Te 151
682
A

I0059008

LE DERNIER MOT

SUR LE

LACTUCARIUM

SUIVI DE

PIÈCES OFFICIELLES

PAR

H. AUBERGIER

CLERMONT-FERRAND

FERDINAND THIBAUD, IMPRIMEUR-LIBRAIRE

Rue Saint-Genès, 8-10

1863

LE DERNIER MOT

SUR LE LACTUCARIUM

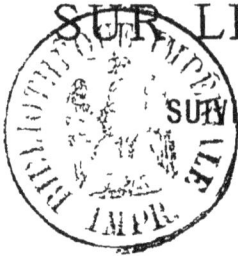

SUIVI DE PIÈCES OFFICIELLES.

[Cachet: BIBLIOTHÈQUE IMPÉRIALE IMPR.]

On a fait, depuis quelque temps, beaucoup de bruit pour égarer l'opinion publique au sujet de quelques faits relatifs à une préparation que je livre au commerce, et qui est connue du corps médical et pharmaceutique sous le nom de SIROP DE H. AUBERGIER AU LACTUCARIUM.

J'ai dû attendre, pour faire apprécier ces manœuvres à leur juste valeur, la publication des actes officiels par lesquels seulement il me convenait de faire apparaître la vérité dans tout son jour. Aujourd'hui, la publicité donnée à ces actes me permet enfin de rompre le silence.

Voici les faits :

J'ai eu l'honneur de soumettre à l'Académie de médecine divers Mémoires sur les sucs laiteux de la laitue et du pavot, et l'un d'eux, après avoir été l'objet d'un rapport très-favorable dans le sein de ce Corps savant, le 28 décembre 1852, était transmis d'office au Ministère de l'agriculture et du commerce dont *l'attention était appelée*, ce sont les termes même du rapport, *sur mes utiles et persévérants travaux.*

Dans ce Mémoire, j'avais donné diverses formules

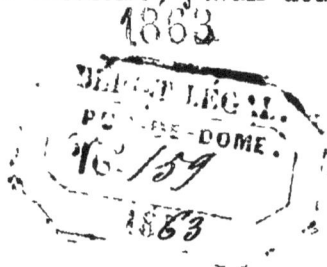

1863
[Cachet: DÉPÔT LÉGAL PUY-DE-DÔME N° 159 1863]

pour l'emploi du Lactucarium et de l'Opium indigène;
parmi ces formules se trouvaient comprises :

1°. Une formule pour la préparation d'un sirop de
Lactucarium ;

2°. Une formule pour la préparation d'un sirop
d'Opium indigène.

J'avais ajouté que pour varier et graduer l'emploi
des sirops calmants, il pourrait être avantageux, dans
un grand nombre de cas, d'employer d'abord le Sirop
de Lactucarium, puis, plus tard, un mélange de ce
Sirop avec le Sirop d'Opium, en finissant par ce dernier
Sirop pur.

Je disais en outre que l'on pourrait distinguer le
mélange sous le nom de Sirop de Lactucarium composé, ou sous celui de Sirop d'Opium composé, ou
bien encore en lui donnant, suivant l'usage, *le nom
de l'auteur de la formule* (1).

Le 17 avril 1862, M. le Président de la Commission
chargé de réviser le Codex pharmaceutique, me faisait
l'honneur de m'écrire la lettre suivante :

« Paris, le 17 avril 1862.

« Monsieur,

« La Commission chargée par M. le Ministre de
l'Instruction publique de réviser le Codex pharmaceutique, s'occupe en ce moment de l'examen des
formules de Sirops qui ne figurent pas dans l'ancienne
édition de cet ouvrage et qui pourraient être insérées

(1) Voir page 15 les formules extraites du Mémoire cité.

dâns la nouvelle. Le Sirop de Lactucarium est au nombre de ceux qui ont appelé son attention, et qu'elle désire expérimenter avant de prendre une décision. La Commission m'a chargé, en conséquence, de vous demander, Monsieur, de vouloir bien lui adresser, le plus promptement possible, la formule pour la fabrication du Sirop de Lactucarium que vous livrez au commerce.

« Recevez, Monsieur, l'assurance de ma considération très-distinguée et très-affectueuse,

« *Le Président de la Commission,*

« Signé : Dumas. »

Huit jours après avoir reçu cette lettre, le 28 avril, je remettais à M. le Président de la Commission du Codex l'extrait du Mémoire approuvé par l'Académie de médecine et adressé, en 1852, par ce Corps savant, au Ministère de l'agriculture et du commerce. Je lui faisais connaître en même temps que, des trois formules qui s'y trouvent mentionnées, celle qui constitue le Sirop composé, livré par moi au commerce, sous une des dénominations proposées dans mon Mémoire, était maintenant à peu près exclusivement employée.

Il ne m'appartient pas de décider si cette préférence est due, comme me le disait un jour une des autorités de la médecine française, à ce que l'association des deux médicaments A et B, ne représente plus ni A ni B, mais un nouveau produit AB, agissant autrement que les composants pris isolément, et jouissant sans doute de propriétés nouvelles particulières à cette association.

Mais ce que je puis dire, c'est que la régularité de la composition de cette préparation, donnant la certitude d'obtenir toujours avec elle les mêmes effets, n'a pas été étrangère à son succès. Je dois aussi faire remarquer que les personnes versées dans la connaissance de l'art savent très-bien, depuis cinquante ans, que l'Opium administré à dose minime, à dose tout à fait inoffensive, insuffisante même pour déterminer le sommeil, exerce encore une action qui, quoique très-faiblement sédative, n'en est pas moins efficace et même décisive dans certains cas. Cependant aucune des éditions du Codex qui se sont succédé depuis le commencement du siècle ne renferme une seule formule propre à administrer sous forme de sirop, dans les conditions dans lesquelles il rend les plus nombreux services, le plus utile des médicaments.

Peut-être la nouvelle édition que l'on prépare aurait-elle présenté elle-même cette lacune, si le succès de ma préparation n'eût appelé sur elle l'attention de la Commission chargée de la rédiger, et ne lui eût fait ainsi trouver dans la formule qu'elle m'a demandée et que je lui ai communiquée, l'occasion de la combler.

Quant à la dénomination que j'ai adoptée, elle indique clairement aux esprits compétents, comme l'a fait remarquer la Société de pharmacie dans un rapport sur cette question, que le Lactucarium n'est pas le seul élément de ce Sirop.

Le nom des préparations officinales ne comprend

pas celui de toutes les substances qu'elles renferment, tantôt parce qu'elles sont trop nombreuses, tantôt par d'autres motifs. C'est ainsi que le Codex désigne sous le nom de Pilules de Cynoglosse, une masse qui doit ses propriétés aux semences de Jusquiame et à l'Opium; sous le nom de pâte de réglisse brune, une pâte qui doit les siennes à l'extrait d'Opium. On sait que cette pâte a été vendue dans une pharmacie dont les propriétaires ont possédé seuls de père en fils, pendant longtemps, le secret de sa composition. Cette pharmacie a été illustrée par la plus grande découverte de notre époque, celle du Sulfate de Quinine. Le chimiste célèbre qui en fut un des auteurs, Pelletier, fit insérer dans le Codex, par la Commission dont il était membre, la formule de la pâte consacrée par la longue expérience de sa Maison.

Je me borne à citer ces exemples empruntés au passé, sans parler de ceux que pourrait me fournir le présent parmi les individualités de la pharmacie pratique de notre temps qui ont reçu des compagnies savantes auxquelles elles appartiennent les plus grands témoignages de considération.

Quoi qu'il en soit, adoptant les résultats consacrés par l'expérience, la Commission du Codex a rédigé sur les indications que je lui ai fournies, la formule d'un Sirop de Lactucarium opiacé destinée à être insérée dans la prochaine édition de cet ouvrage, et elle en a demandé, comme je le demandais moi-même, la publication immédiate.

Son Excellence M. le Ministre de l'Agriculture, du

Commerce et des Travaux publics, m'a fait l'honneur de m'informer par sa lettre en date du 15 juin qu'il a fait droit à cette demande dans les termes suivants :

« Monsieur,

« D'après votre demande, par arrêté du 28 mai (1), j'ai approuvé comme faisant partie, dès à présent, du Codex pharmaceutique, et comme appartenant par conséquent aussi, dès à présent, au domaine de la pharmacie le Sirop de Lactucarium opiacé dont la Commission, chargée de la révision du Codex, a rédigé la formule suivant vos indications, et dont elle a demandé la publication avec cette mention que, d'après votre déclaration, le Sirop que vous livrez au commerce sous votre nom est composé suivant cette formule.

« Recevez, Monsieur, l'assurance de ma considération distinguée.

« *Le Ministre de l'Agriculture, du Commerce et des Travaux publics,*

« Signé : E. Rouher. »

Il résulte de tout ce que je viens d'exposer :

1°. Que dans mes communications à l'Académie de médecine, dès 1852, j'ai annoncé l'intention de livrer au commerce, sous une dénomination conforme aux usages de la pharmacie, un Sirop d'Opium indigène, et deux Sirops de Lactucarium, l'un simple, l'autre composé.

(1) Voir aux pièces officielles, page 19, l'arrêté du 28 mai.

2°. Que le choix du public s'étant porté de préférence sur le Sirop composé, je me suis empressé d'en
livrer la formule, librement et sans réserve, à la Commission du Codex, aussitôt qu'elle me l'a demandée,
et que c'est dans une communication ainsi faite par
moi-même, que l'on a trouvé l'occasion et le prétexte
des plus injustes attaques.

Tels sont les faits dans toute leur vérité; il me reste
à dire comment ils ont été dénaturés.

C'est le 28 avril 1862, que je donnais ma formule à
la Commission du Codex. Le 31 mai suivant, c'est-à-
dire, un mois après ma communication, M. le docteur
Champouillon se livrait à une longue dissertation, dans
la *Gazette des Hôpitaux*, pour arriver à enfoncer la
porte que je venais d'ouvrir à deux battants devant la
Commission du Codex (1). Mais il ajoutait de son crû
deux cas de narcotisme produits, disait-il, par le sirop
de Lactucarium. J'ai demandé à M. le docteur Champouillon de vouloir bien m'indiquer l'adresse des malades sur lesquels portaient les deux observations. Il
me fit l'honneur de me dire qu'une jeune personne,
objet de la première observation, était une Valaque
partie pour l'Amérique. On comprend qu'il m'ait été
impossible de trouver aucune trace de cette jeune Da-
nubienne si malencontreusement partie pour le nouveau monde, mais non pour l'autre.

_____

(1) Je passe sous silence une discussion oiseuse sur une question de
clarification tranchée depuis longtemps, devant l'Académie de médecine,
par quelques paroles d'Orfila.

Le sujet de la seconde observation était l'enfant d'un doreur qui avait quitté le quartier habité par M. Champouillon, mais dont ses indications, quelque vagues qu'elles fussent, me permirent d'arriver à découvrir le nom et le domicile. Là, j'appris, non sans quelque surprise, que le garçon, sujet de l'observation n° 2, était une fille ; que l'âge ne concordait pas plus avec l'observation que le sexe ; enfin le doreur lui-même, M. Deroullède, me dit qu'en effet sa fille avait usé du Sirop que je livre au commerce sur l'ordonnance du docteur Champouillon, mais qu'elle n'avait éprouvé aucun des symptômes signalés dans l'article du 31 mai ; ce qu'il voulut bien constater sur ma demande par le certificat ci-après :

« Je soussigné, Deroullède, certifie que le Sirop de H. Aubergier, au Lactucarium, a été administré à ma fille sur l'ordonnance du docteur Champouillon, et qu'il n'a produit aucun autre effet que celui de lui faire passer des nuits moins tourmentées par la toux, et qu'il n'a jamais fait aucun mal.

« Paris, ce 8 septembre 1862.

« Signé : Deroullède. »

A l'article du 31 mai a succédé un article plus violent dans le numéro du 26 juillet. Cet article se terminait par la phrase suivante :

« Pourquoi cet inventeur laisse-t-il annoncer son Sirop comme remède approuvé par l'Académie. Il doit

savoir parfaitement deux choses : la première, c'est
que l'adhésion de l'Académie ne suffit pas pour ac-
créditer un remède, qu'il faut de plus la sanction du
Ministre du Commerce; la seconde, c'est que ledit Ministre a opiniâtrément refusé son estime au Lactucin,
et n'a jamais consenti à l'approuver. »

Ici, c'est le Ministre lui-même qui, par un acte officiel, dément les assertions de M. Champouillon.
Son Excellence annonce, en effet, aux Préfets, par
une circulaire en date du 10 mars 1854, *que le Lactucarium ayant été l'objet d'un avis très-favorable
de l'Académie de Médecine; elle a, par arrêté du
même jour* (1), *donné son approbation à la formule
de ce produit.*

Les articles de la *Gazette des Hôpitaux* pouvaient
être considérés comme oubliés, lorsqu'ils ont été re-
produits tout récemment encore, au moment même où
la Commission du Codex venait de prendre sa décision.

Il semble que les hostilités qui se sont si amplement
donné carrière pendant ses délibérations aient voulu
devancer, pour altérer encore une fois la vérité, le
moment où elle allait se faire jour.

M. Martin Lauzer, dans son Bulletin du premier
avril de la *Revue de thérapeutique médico-chirur-
gicale*, reproduit, en les commentant, les passages les
plus malveillants des articles de la *Gazette*.

M. Martin Lauzer ajoute que j'ai vendu douze cent

(1) Voir aux pièces officielles, page 18.

mille francs la formule du Sirop de Lactucarium; je ne l'ai pas vendue, je l'ai donnée; c'est après l'avoir donnée, c'est pour l'avoir donnée, que je suis en butte depuis plus d'un an à des attaques acharnées dont on a tiré le plus vil parti. J'en livre les auteurs et les éditeurs anonymes, quels qu'ils soient, au jugement de l'opinion publique.

En ce qui me concerne, qu'il me soit permis en terminant de présenter quelques réflexions.

J'ai doté la thérapeutique française d'un produit nouveau, le Lactucarium.

J'ai montré que l'on peut obtenir sur notre sol, de meilleure qualité, de composition plus régulière que celui que nous envoie l'Orient, l'Opium, le produit le plus précieux de la matière médicale, l'agent sans lequel Sydenham disait qu'il renoncerait à l'exercice de la médecine. Devant tous les corps compétents, à toutes les expositions, l'intérêt que présentent mes travaux a été hautement reconnu (1).

J'ai trouvé, en associant ces deux médicaments, une préparation dont le succès auprès du Corps médical et du public m'a permis de réparer les brèches faites à mon patrimoine par quinze ans (*grande mortalis œvi*

---

(1) On me pardonnera de rappeler ici les paroles prononcées par Orfila devant l'Académie de médecine après son vote approbatif :

« Avant de commencer, je dirai que je suis charmé de la résolution qui vient d'être prise : l'Académie a rendu hommage à un homme distingué, à un homme qui a passé dix années de sa vie à élucider une question grave, importante, et qui l'a fait avec un grand dévouement.

Extrait du Bulletin de l'Académie de Médecine, tome 18, page 447.

spatium) de recherches dispendieuses et de travail improductif.

La Commission du Codex me demande la formule de cette préparation au moment où elle a atteint l'apogée de son succès, où j'ai le plus d'intérêt à en conserver le monopole. N'écoutant que les traditions de désintéressement du corps enseignant dont j'ai l'honneur de faire partie, n'obéissant qu'à mon désir de répondre loyalement, comme il convient à mon caractère plus encore qu'à ma position, à la demande qui m'est faite par un maître illustre au nom de la réunion honorable qu'il préside, je n'hésite pas à donner cette formule sans que rien d'ailleurs ne m'y oblige.

C'est le moment que l'on choisit pour dénaturer mes actes !

Je ne dirai pas que je m'en étonne ; ce serait accuser bien peu de connaissance des hommes et des choses, trop d'oubli du passé. Les Zoïles n'ont-ils pas été de tous les temps ? la plupart des découvertes n'ont-elles pas été, pour ceux qui les ont faites, une source de tribulations d'autant plus grandes souvent que ces découvertes étaient plus importantes ? N'en est-il pas de même pour tous les genres de services ?

Et nunc erudimini ! Vous tous qui tenez à votre repos, à votre tranquillité, étouffez les instincts de votre intelligence, comprimez les élans de votre cœur qui vous portent à servir votre pays. Gardez-vous d'oublier cette maxime d'un ancien : Cache ta vie.

Quant à ceux qui, insensibles aux préoccupations de l'égoisme, mettent avant tout les satisfactions que donnent la conscience du service rendu, du devoir accompli, ils n'en continueront pas moins à tracer leur sillon à travers les ronces et les épines, heureux encore quand, comme moi, ils auront le bonheur de rencontrer sur leur chemin d'honnêtes gens, des intellig ces élevées et des cœurs droits pour apprécier leurs e rts et leur rendre justice.

Clermont-Ferrand, le 30 juin 1863.

H. Aubergier.

Le *Moniteur du Puy-de-Dôme* a reproduit, le 24 juin, la formule du Sirop de Lactucarium opiacé adoptée par la Commission du Codex, d'après le Recueil des actes administratifs du département. J'aurais désiré annoncer immédiatement la publication que je fais aujourd'hui. J'ai adressé, dans ce but, à M. le rédacteur du journal la lettre suivante dont l'insertion m'a été refusée par M. le gérant :

« Clermont, le 25 juin 1863.

» Monsieur le Rédacteur du journal le *Moniteur du Puy-de-Dôme*,

» Vous avez bien voulu reproduire la formule du Sirop de Lactucarium opiacé, rédigée par la Commission du Codex sur les indications que je lui ai fournies le 27 avril 1862, et insérées dans le Recueil administratif de chaque département, en vertu d'un arrêté de Son Excellence M. le Ministre de l'agriculture, du commerce et des travaux publics, en date du 28 mai 1863.

» Permettez-moi de vous prier d'ajouter que, d'après les termes de cet arrêté, c'est sur la demande de la Commission du Codex et sur la mienne que cette formule a été ainsi publiée.

» Je prépare en ce moment la publication des pièces officielles qui me permettront de faire connaître toute la vérité sur une affaire qui a été étrangement dénaturée, et de satisfaire ma plus vive et ma plus légitime ambition, celle de soumettre tous les actes de ma vie privée, aussi bien que ceux de ma vie publique, au jugement de mes concitoyens.

» Recevez, Monsieur le Rédacteur, etc.

« H. AUBERGIER. »

Formules extraites du Mémoire adressé par l'Académie de médecine au Ministre de l'Agriculture et du Commerce, le 28 décembre 1852.

SIROP DE LACTUCARIUM.

Extrait alcoolique de Lactucarium, un gramme.
Sirop simple, 500 grammes.
On traite l'extrait alcoolique par l'eau bouillante; on l'épuise jusqu'à ce qu'il ne reste qu'un résidu insoluble, sans saveur; on filtre la liqueur; on l'ajoute au Sirop cuit au cassé; on clarifie au blanc d'œuf; l'on cuit à 31 degrés bouillant, et on aromatise à l'eau de fleurs d'oranger. Ce Sirop étant très-amer lorsqu'il est préparé avec la proportion d'Extrait indiquée ci-dessus, pour obvier à cet inconvénient, on peut porter la dose du Sirop simple à un kilo, en maintenant celle de l'Extrait à un gramme.

SIROP D'OPIUM DE PAVOTS POURPRES.

Sirop simple, un kilo.
Opium de pavots pourpres, un gramme.
Dissolvez l'Opium dans s. q. d'eau, filtrez et ajoutez au Sirop convenablement cuit.
Les malades devenant insensibles à l'action d'un médicament en en prolongeant l'usage dans les maladies

longues, comme celles qui exigent l'emploi de calmants, ne conviendrait-il pas de commencer par l'u-
sage du Sirop de Lactucarium, puis plus tard d'employer un mélange de ce Sirop avec parties égales de
Sirop d'Opium de pavots pourpres, en finissant par
l'usage de ce dernier Sirop pur?

On pourrait distinguer le mélange sous le nom de
Sirop d'Opium de pavots pourpres composé, ou sous
celui de Sirop de Lactucarium composé, parce qu'il
paraîtrait plus naturel au malade de passer du simple
au composé que du composé au simple, ou bien encore
en lui donnant *le nom de l'auteur de la formule.*

Pour copie conforme,

Signé : Dubois.

Pour extrait certifié conforme,

Pour le Ministre et par son ordre,

Le Directeur du Commerce,

Signé : Julien.

ARRÊTÉ.

Le Ministre secrétaire d'Etat au département de l'agriculture, du commerce et des travaux publics :

Vu la demande de M. Aubergier, pharmacien à Clermont-Ferrand ;

Vu le décret du 3 mai 1850, et la circulaire du 2 novembre suivant ;

Vu l'avis contenu dans le rapport de l'Académie impériale de Médecine (séance du 1er mars 1853), et la lettre du secrétaire perpétuel de cette Compagnie savante, en date du 4 du même mois ;

Vu les formules jointes au rapport précité, sur la proposition du Directeur général de l'agriculture et du commerce,

ARRÊTE :

Article 1er. — Les formules ci-annexées, qui ont été présentées par M. Aubergier pour l'Opium indigène de pavot-pourpre, ainsi que pour les préparations qui en dérivent, sont approuvées.

Elles seront, en conséquence, publiées dans le *Bulletin* de l'Académie impériale de Médecine, et les produits dont il s'agit pourront être vendus librement par les pharmaciens, sur la prescription des médecins, en attendant leur insertion dans la prochaine édition du Codex.

Art. 2. — Les Préfets sont chargés, dans leurs départements respectifs, de l'exécution du présent arrêté.

Paris, le 15 décembre 1852.

Signé : P. MAGNE.

Pour ampliation :

Le Secrétaire général,

Signé : BOULAGE.

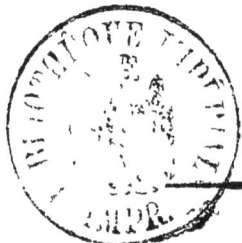

ARRÊTÉ.

Le Ministre secrétaire d'Etat au département de l'agriculture, du commerce et des travaux publics :

Vu la demande de M. Aubergier, pharmacien à Clermont-Ferrand ;

Vu le décret du 3 mai 1850, et la circulaire du 2 novembre suivant ;

Vu l'avis contenu dans le Rapport de l'Académie impériale de Médecine (séance du 1er mars 1853), et la lettre du secrétaire perpétuel de cette Compagnie savante, en date du 4 du même mois ;

Vu les formules jointes au rapport précité ;

Sur la proposition du Directeur général de l'agriculture et du commerce ;

ARRÊTE :

Article 1er. — Les formules ci-annexées, qui ont été présentées par M. Aubergier pour la préparation du Lactucarium, sont approuvées.

Elles seront, en conséquence, publiées dans le *Bulletin* de l'Académie impériale de Médecine, et les produits dont il s'agit pourront être vendus librement par les pharmaciens, sur la prescription des médecins, en attendant leur insertion dans la prochaine édition du Codex.

Art. 2. — Les Préfets seront chargés, dans leurs départements respectifs, de l'exécution du présent arrêté.

Signé : P. MAGNE.

Pour ampliation :

Le Secrétaire général,

Signé : BOULAGE.

ARRÊTÉ.

—

Le Ministre Secrétaire d'État au département de l'Agriculture, du Commerce et des Travaux publics :

Vu la demande de M. Aubergier, pharmacien-chimiste à Clermont-Ferrand ;

Vu l'article 38 de la loi du 21 germinal an XI ;

Vu la décision impériale du 20 juin 1861, autorisant le Ministre de l'Agriculture, du Commerce et des Travaux publics, et le Ministre de l'Instruction publique et des Cultes, à nommer une Commission pour la rédaction d'un nouveau Codex pharmaceutique ;

Vu la lettre, en date du 2 mai 1863, par laquelle M. le Ministre de l'Instruction publique et des Cultes fait connaître la résolution de la Commission instituée en vertu de la décision impériale ci-dessus mentionnée ;

ARRÊTE :

Article 1er.

La formule ci-annexée qui a été rédigée d'après les indications de M. Aubergier, par la Commission chargée de procéder à la révision du Codex pharmaceutiqne pour la préparation d'un *Sirop de Lactucarium opiacé*, est approuvée.

Elle est en conséquence admise, dès à présent, comme faisant partie du Codex, pour être insérée dans la prochaine édition de ce recueil officiel ; et le produit qui en fait l'objet, peut aussi, dès à présent, être vendu librement par les pharmaciens, sur la prescription des médecins, à titre de préparation officinale.

Art. 2.

Provisoirement, et suivant le vœu exprimé par la Commission du Codex, ladite formule sera publiée par les soins des Préfets qui sont chargés, dans leurs départements respectifs, de l'exécution du présent arrêté.

Fait à Paris, le 28 mai 1863.

Signé : E. ROUHER.

Pour ampliation,

Le Conseiller d'Etat, Secrétaire général,

Signé : DE BOUREUILLE.

Formule d'un Sirop de Lactucarium opiacé.

« R. Extrait alcoolique de Lactucarium........ 1ᵍ50

Extrait d'Opium..................... 0 75

Sucre blanc nº 1..................... 2,000 »

Eau de fleurs d'oranger................ 40 »

Eau distillée........................ 9 5

Acide citrique................... ...... 0 75

Dissolvez l'extrait d'Opium dans l'eau de fleurs d'oranger et filtrez. »

« D'autre part, épuisez l'Extrait alcoolique de Lactucarium par l'eau distillée bouillante, laissez refroidir et filtrez au papier ; dissolvez le sucre à chaud dans cette dernière solution suffisamment étendue d'eau distillée ; ajoutez l'acide citrique, et clarifiez au blanc d'œuf, en ayant soin d'enlever les écumes à mesure qu'elles se produisent ; faites cuire à 30 ° bouillant. A partir de ce point, continuez l'évaporation jusqu'à ce que le Sirop ait perdu un poids égal à celui de la dissolution d'extrait d'Opium dans l'eau distillée de fleurs d'oranger. Ajoutez-y cette solution et passez au travers d'une étamine. »

« Chaque cuillerée de ce Sirop contient la partie soluble dans l'eau de un centigramme d'Extrait alcoolique de Lactucarium, et un demi-contigramme d'Extrait d'Opium. »

Vu pour être annexé à l'Arrêté ministériel du 28 mai 1863.

Le Ministre de l'Agriculture, du Commerce et des Travaux publics,

Signé : E. ROUHER.

Pour copie conforme,

Le Conseiller d'Etat, Secrétaire général,

Signé : DE BOUREUILLE.

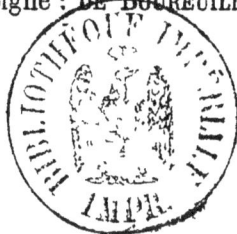

Clermont-Fᵈ, typ. Ferd. Thibaud.

www.ingramcontent.com/pod-product-compliance
Lightning Source LLC
Chambersburg PA
CBHW070214200326
41520CB00018B/5642